Préface

Votre enfant a plus de 5 ans et fait encore pipi au lit pendant son sommeil ; il ne le fait pas exprès. Il souffre d'énurésie nocturne : il ne faut donc pas lui en vouloir.

Cette affection est très répandue. Elle atteint pratiquement 10 % dans la tranche des enfants de 5 à 7 ans ; la forme la plus fréquente est l'énurésie nocturne primaire isolée (ENPI).

Cette dernière est à présent bien connue : elle a un caractère familial, elle n'a pas d'origine psychologique ; elle est liée à l'association, à des degrés divers, d'une vessie trop petite et, pendant le sommeil, d'une production excessive d'urine ainsi que d'un trouble de perception de l'envie d'uriner.

L'ENPI a tendance à guérir spontanément, généralement avant la puberté. Néanmoins, cette guérison peut tarder à venir et une prise en charge de ces enfants par les médecins, qui disposent à présent de traitements efficaces, peut aider à contrôler le symptôme ou à accélérer la guérison de la maladie.

Parmi tous les enfants qui souffrent d'ENPI, il existe un groupe qui n'est pas le plus important en nombre mais auquel il faut faire tout particulièrement attention : c'est celui des préadolescents et des adolescents. C'est le cas d'Enzo.

Ces patients présentent en général des formes sévères, c'est-à-dire qu'ils font pipi au lit la nuit plus de 3 fois par semaine, souvent pratiquement toutes les nuits depuis leur petite enfance. Les répercussions de la maladie dans cette tranche d'âge sont particulièrement importantes car elle gêne considérablement ces patients dans leur vie sociale et dans leur ouverture aux autres, à une phase si critique du développement de leur personnalité. De plus, bon nombre ont déjà fait l'objet d'approches thérapeutiques lorsqu'ils étaient plus jeunes. Par définition, ces traitements ont échoué ou ils ont rechuté après leur arrêt.

Il faut donc identifier l'énurésie nocturne primaire isolée chez ces préadolescents et adolescents et leur proposer une prise en charge thérapeutique qui pourra s'avérer efficace, même si antérieurement elle a échoué ; parfois des associations de plusieurs traitements sont nécessaires. Il faut savoir dans les cas rebelles s'adresser à des centres spécialisés dans la prise en charge de l'énurésie ; de toute façon, être à l'écoute et aider ces patients est toujours bénéfique.

Parallèlement à l'ENPI, il existe d'autres formes d'énurésie nocturne, caractérisées :

- *soit par l'association de fuites d'urine dans la journée, mais elles s'observent généralement chez les plus jeunes enfants ;*
- *soit par la réapparition secondaire d'accidents chez des enfants qui avaient acquis antérieurement la propreté nocturne (cette dernière forme étant généralement secondaire à un traumatisme psychologique).*

Dans tous les cas, si votre enfant souffre toujours d'énurésie, alors que la puberté et l'âge adulte approchent, n'hésitez pas à en parler à votre médecin et, même si des traitements antérieurs ont échoué, il y a sûrement une approche thérapeutique efficace adaptée à son cas, en particulier s'il est malheureux de son énurésie et s'il est bien motivé pour s'en débarrasser.

Dr Henri LOTTMANN
Chirurgien des hôpitaux
Spécialiste en urologie de l'enfant
Hôpital Necker-Enfants Malades, Paris

Révélations

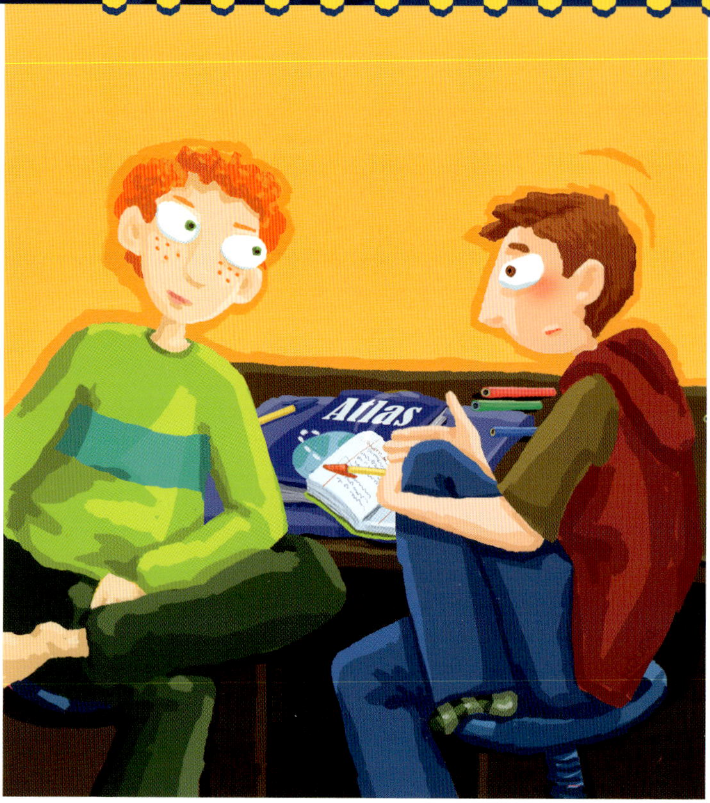

Depuis qu'ils sont au collège, Victor et Enzo sont inséparables. Ce samedi, Enzo passe l'après-midi chez Victor pour préparer leur exposé de géographie. À un moment, Victor demande à Enzo pourquoi il ne s'est pas inscrit au prochain stage de foot d'une semaine, en Bourgogne.

Enzo devient alors évasif et dit qu'il ne sait pas s'il a envie d'y aller et qu'il y a aussi la même semaine l'anniversaire de sa sœur. Il semble être très gêné.

Puis, après un moment de silence, il dit :

“ *- Victor, tu es mon meilleur ami. Cela fait plusieurs fois que tu me demandes pourquoi je ne vais pas aux stages ou en week-end chez des copains. Si je te dis un secret, tu promets de ne pas te moquer de moi et de ne pas le répéter aux autres ?*

- Promis, dit Victor.

- Et bien voilà, depuis que je suis tout petit, je n'ai jamais vraiment arrêté de faire pipi au lit la nuit. J'en ai trop honte et je ne veux vraiment pas que les autres le sachent. C'est à cause de ce problème que je ne vais pas au stage. ”

Victor regarde alors attentivement Enzo :

“ C'est vrai ? Et bien tu vois, tu n'es pas le seul à avoir ce genre de problème : quand j'étais plus petit, je faisais souvent pipi au lit la nuit et je n'osais pas aller dormir chez mes copains. Heureusement, ma mère m'a emmené voir un docteur et, depuis le CM1, je suis guéri. Maman a même raconté mon histoire dans un des livres pour enfants qu'elle fait. Elle dit que ça peut aider d'autres enfants à comprendre pourquoi on fait pipi au lit et ce qu'il faut faire pour que cela s'arrête ; viens, je vais te le montrer. ”

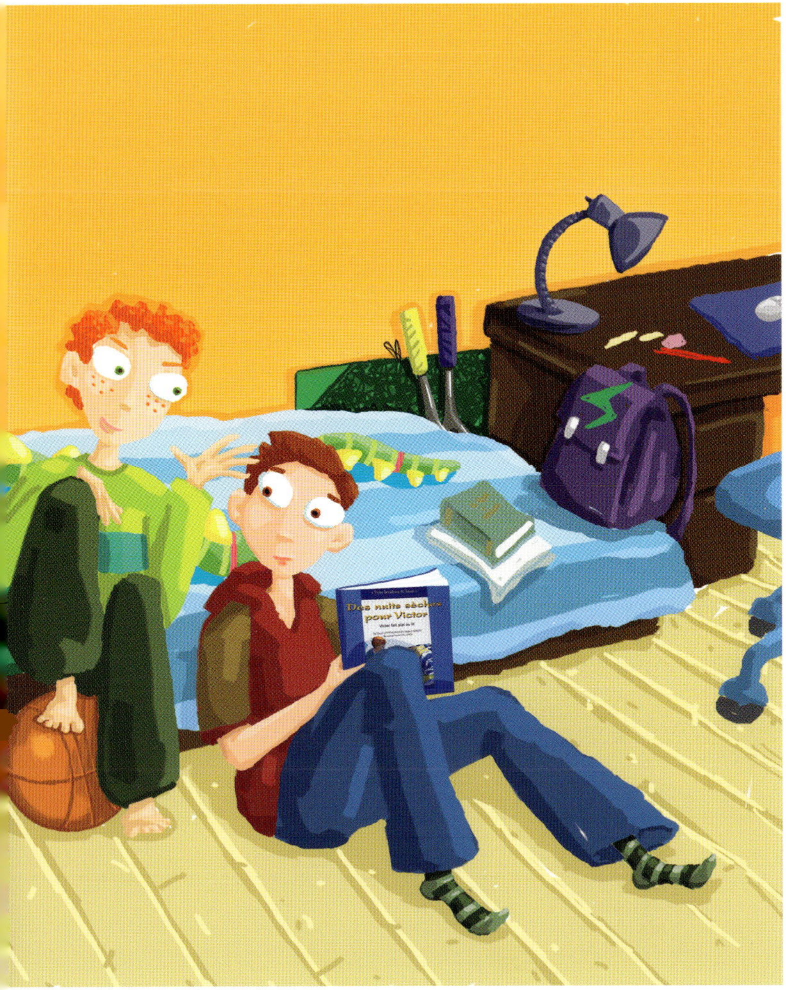

Victor tend alors à Enzo “Des nuits sèches pour Victor”, un petit livre qu'il est allé rechercher au fond de sa bibliothèque, et continue de lui expliquer :

“ - Tu sais, c'est une véritable maladie, mais elle se soigne. Il ne faut pas en avoir honte et je ferai tout pour t'aider.

- Oui, je sais bien que c'est une maladie, répond Enzo, mais c'est trop la honte et j'en ai vraiment marre. Avec ma mère, on a tout essayé depuis que je suis petit.

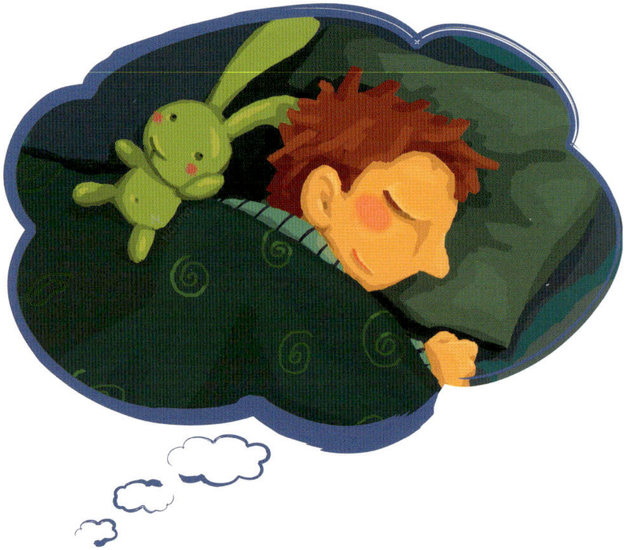

Moi aussi j'ai vu un médecin, plusieurs même : ils m'ont donné des calendriers avec des nuages et des soleils à remplir et proposé différentes solutions ; parfois ça allait mieux, mais après ça recommençait.

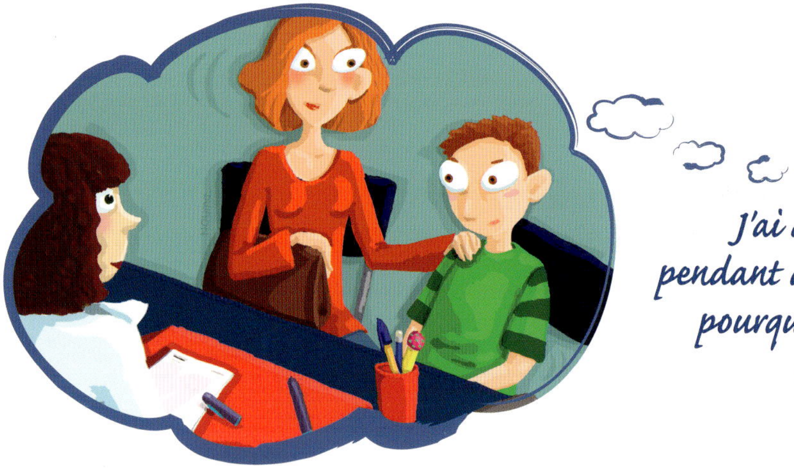

J'ai aussi été voir une psychologue pendant deux ans, je ne sais même pas pourquoi, et elle a fini par nous dire que mon problème n'était pas psychologique ...

... Et puis, maintenant que je suis au collège, je ne veux plus mettre de couches : je ne suis plus un bébé et ça fait trop marrer ma sœur ; le pire c'est qu'elle serait capable de le raconter à ses copines ! Du coup, c'est une véritable catastrophe : mon lit est trempé plusieurs fois par semaine ! J'aide ma mère à changer les draps, mais c'est à chaque fois la honte et elle n'arrête pas de faire des lessives. Et quand on va en vacances à l'hôtel, c'est l'angoisse ! Toute la famille est stressée et on se demande tous si un jour ça va finir. Et moi je ne vois pas ce que je pourrais bien faire de plus pour que ça s'arrête.»

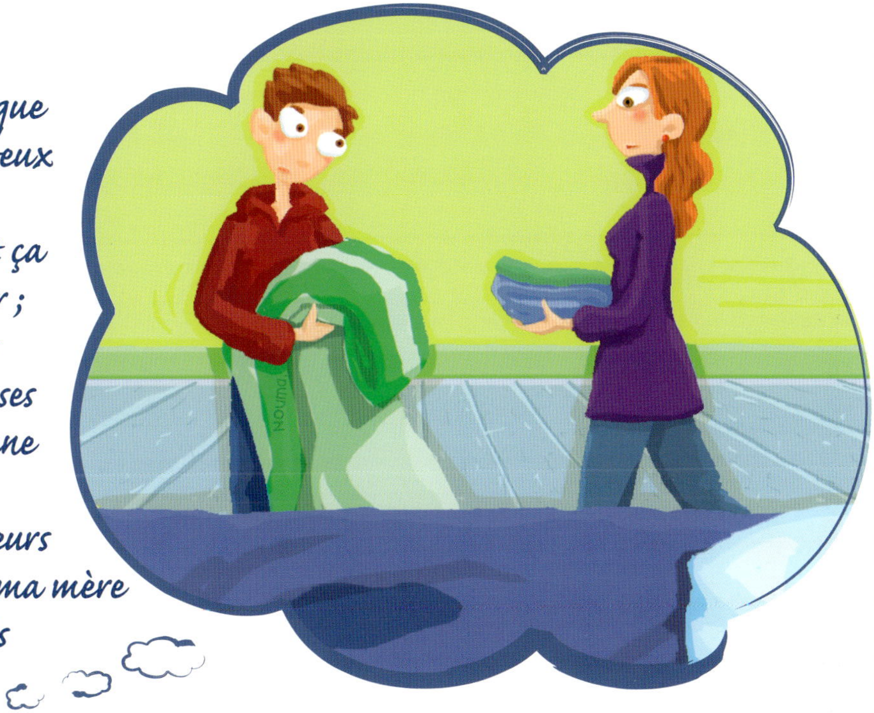

Victor insiste : *« Il doit bien y avoir une solution. Tu devrais quand même retourner voir un médecin. Pourquoi n'irais-tu pas voir celui qui m'a soigné ? Il voit plein d'enfants qui ont ce genre de problème et il devrait pouvoir t'aider, essaie ! »*

De retour chez lui, Enzo parle avec sa mère de sa discussion avec Victor et tous deux décident de prendre un rendez-vous avec le docteur Dubois.

Découvertes médicales

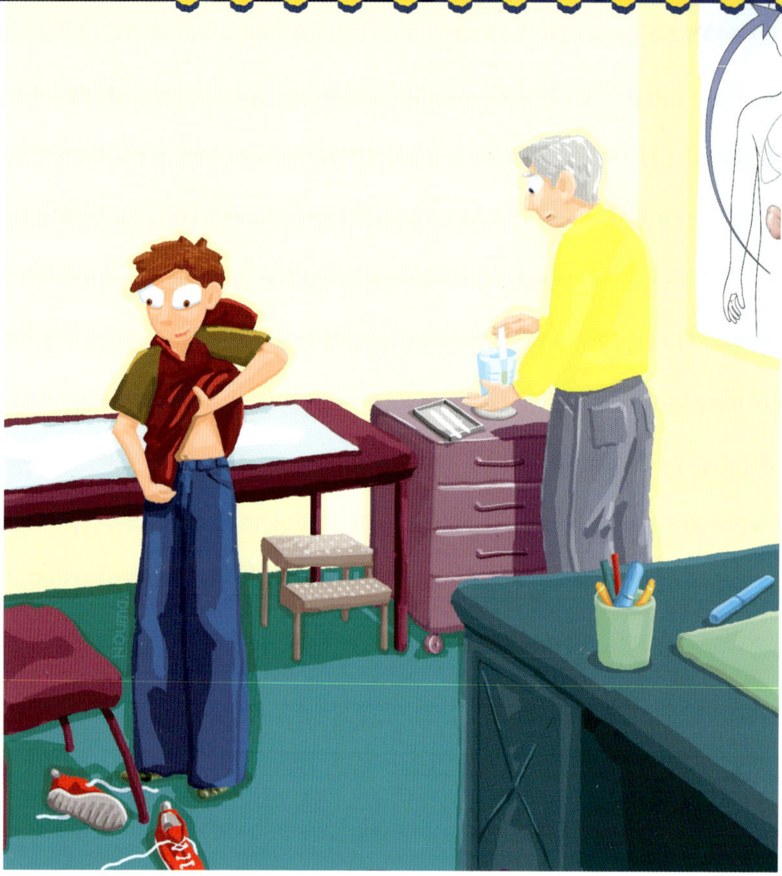

Lorsque le docteur Dubois reçoit Enzo et sa maman, il commence par leur demander de lui raconter toute l'histoire, depuis le début.

Ensuite, il examine Enzo des pieds à la tête, lui demande de faire pipi dans un verre et analyse son urine. Tout est normal et le docteur Dubois dit qu'aucun autre examen n'est nécessaire et qu'Enzo peut se rhabiller.

Puis il lui confirme :

- que faire pipi au lit n'est vraiment pas de sa faute ;
- qu'il ne s'agit pas d'un problème psychologique puisque, depuis tout petit, il a toujours fait pipi au lit ;
- qu'il s'agit d'une véritable maladie, qui s'appelle l'Énurésie Nocturne Primaire Isolée, ou “ENPI” en abrégé, qu'il faut prendre en charge.

Il leur explique aussi que :

- chez les enfants plus jeunes, il est parfois difficile de soigner l'énurésie : quand on est petit, on fait de longues nuits et l'on n'est pas toujours assez motivé pour suivre les conseils du médecin ; tout cela fait que les traitements, parfois, ne sont pas complètement efficaces ;
- chez l'enfant plus grand, tout est différent, et les traitements peuvent être très efficaces ;
- enfin, dans certains cas, il faut prendre plusieurs traitements en même temps pour arriver à un bon résultat.

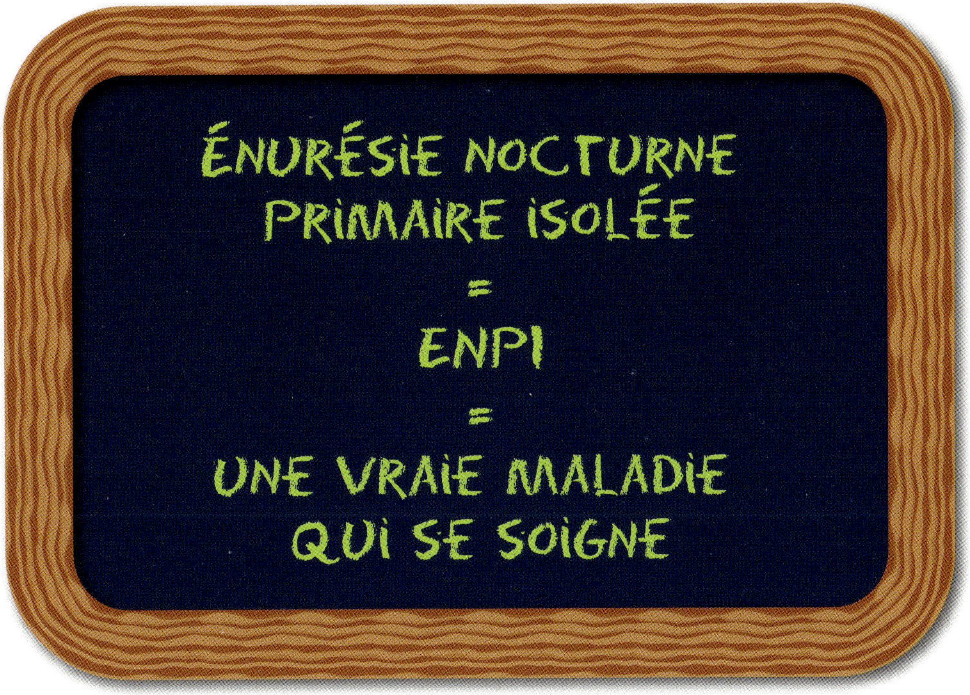

Il montre ensuite à Enzo le poster au mur :

“ Tu as dû apprendre à l'école que les cellules du corps prennent dans le sang tout ce dont elles ont besoin et qu'elles y rejettent leurs déchets. Pour qu'il reste propre, le sang est lavé par les reins avec l'eau que nous buvons, et les déchets vont dans les urines. Ces urines sont stockées dans la vessie qui est une sorte de réservoir. Quand elle est pleine, la vessie a besoin d'être vidée, et tu ressens alors l'envie de faire pipi.
La journée, cela ne pose aucun problème : tu vas aux toilettes.
La nuit, certains enfants comme toi ne ressentent pas cette envie de faire pipi et font dans leur lit.
Faire pipi est normal et obligatoire, mais il faut arriver à régler le problème de la nuit. ”

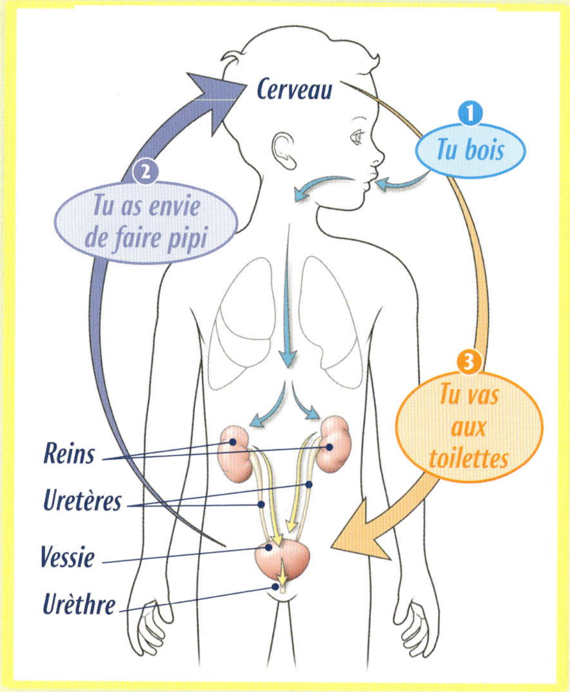

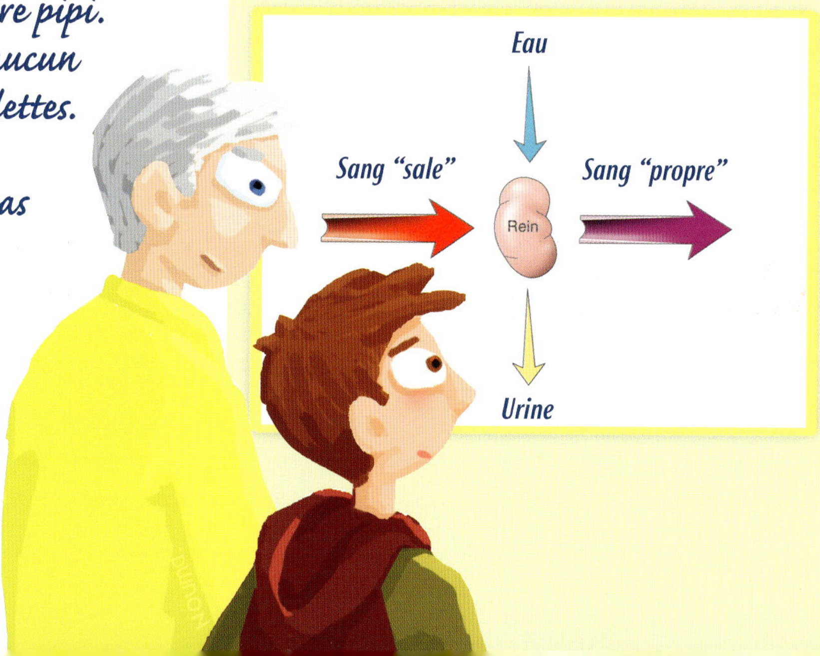

Enfin, le docteur Dubois demande à Enzo ce qu'il boit et ce qu'il mange en général au cours d'une journée, et à quels moments. Il indique alors à Enzo ses mauvaises habitudes qui risqueraient de gêner sa guérison :

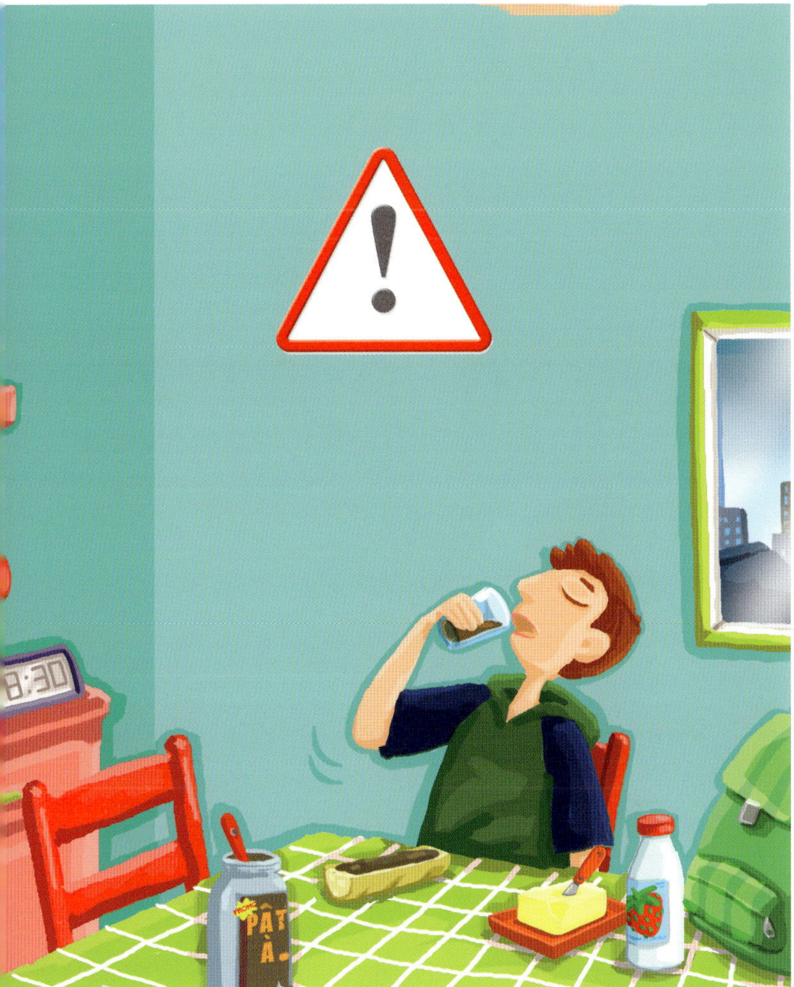

« • *Le matin, souvent tu ne prends pas de petit déjeuner parce que tu es en retard et, au collège, tu ne bois pas beaucoup car pour avoir de l'eau il faut aller au robinet des toilettes et tu n'en as pas envie : donc tu bois très peu dans la journée.*

• *Au contraire, tu bois beaucoup le soir, surtout les jours où tu fais du sport après l'école, car tu as bu peu dans la journée.*

• *Enfin, tu aimes beaucoup les boissons gazeuses et sucrées.*

• *Et tu bois souvent 2 ou 3 grands verres de lait ou de yaourt à boire le soir, là aussi surtout quand tu as fait du sport, alors que tu ferais mieux de les prendre le matin.*

Objectif guérison

Pour arriver à régler ton problème, on va faire un pacte tous les deux et tu vas commencer par suivre ces quelques conseils :

- *Le matin et dans la journée, il faut boire beaucoup pour éviter d'avoir trop soif le soir et pour que tes reins puissent bien fonctionner.*
- *Après 18 heures, au contraire, il ne faut pas trop boire et, bien sûr, aucune boisson durant la nuit.*
- *Le soir, il faut aussi éviter :*
  - *les aliments riches en eau, comme la soupe ou les yaourts liquides, et ceux très riches en sel et en calcium ;*
  - *les boissons gazeuses et sucrées, ainsi que celles qui contiennent de la caféine.*
- *Ensuite, il faut faire pipi en essayant d'être bien détendu et en vidant au maximum ta vessie :*
  - *au moins 5 à 6 fois par jour : dès que tu en as envie, il faut aller aux toilettes ;*
  - *le soir : juste avant de te coucher.*

Conseils et précautions	Matin	Journée	Soir	Nuit
Eau et aliments riches en eau Augmentent la quantité d'urine produite.	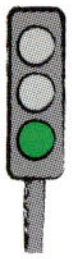	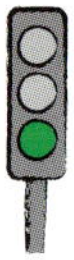	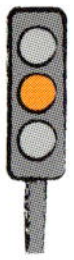	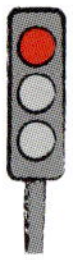
Aliments riches en sel et en calcium et boissons gazeuses et sucrées Le sel, le calcium, le sucre et le gaz carbonique des bulles, pris en fin de journée, contrarient les mécanismes naturels de concentration de l'urine par les reins qui permet de réduire la quantité d'urine produite pendant le sommeil.	*Aliments riches en sel et en calcium*			
	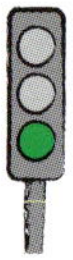	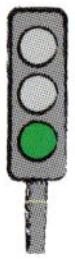	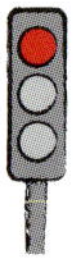	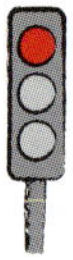
	Boissons gazeuses et sucrées			
	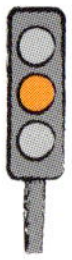	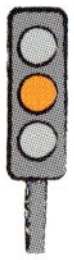	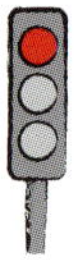	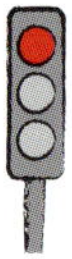
Boissons contenant de la caféine ou thé Les excitants comme la caféine ou le thé entraînent des contractions prématurées de la vessie qui réduisent sa capacité.	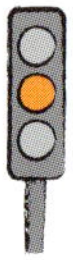	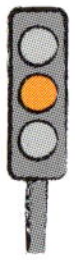	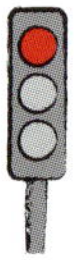	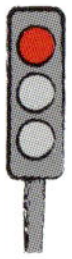
Aller faire pipi Vide la vessie.	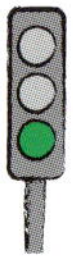	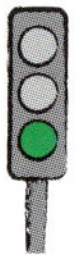	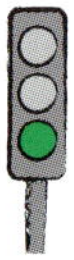	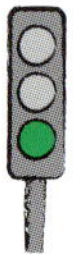

Ces exercices sont très importants pour ta guérison. Ils vont en effet habituer tes reins à produire de l'urine dans la journée plutôt que la nuit.

Il va aussi falloir que nous sachions quelle est exactement ta forme d'énurésie : est-ce qu'elle est due à une vessie trop petite ? ou à une production d'urine trop importante durant le sommeil ? ou les deux ?

Pour le savoir, tu vas bien remplir, chaque jour, ce calendrier mictionnel que je te donne : il faudra noter ce que tu bois, quand tu fais pipi et bien sûr si le matin ton lit est mouillé. Et, à chaque fois que cela est possible, mesure ta quantité d'urines avec un verre gradué et note-la.

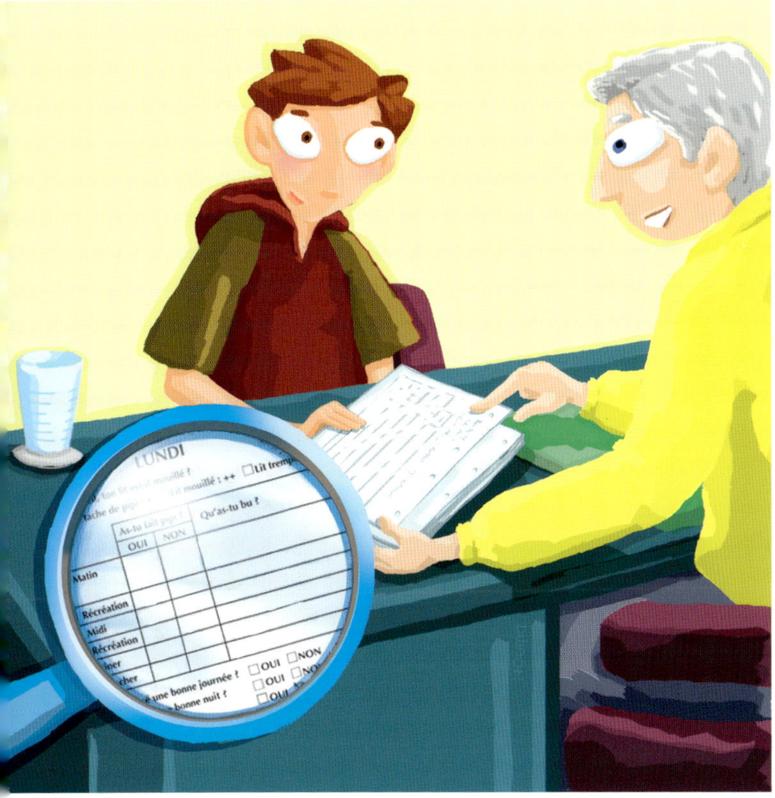

Mets toutes ces pages de calendrier mictionnel dans un classeur et, la prochaine fois que tu viens me voir, n'oublie pas de me le rapporter. Nous verrons ainsi si tu as besoin d'un traitement et, si oui, lequel.

Si on fait un bon travail d'équipe tous les deux, il y a de bonnes chances pour que ton problème s'améliore rapidement.”

Victoire !

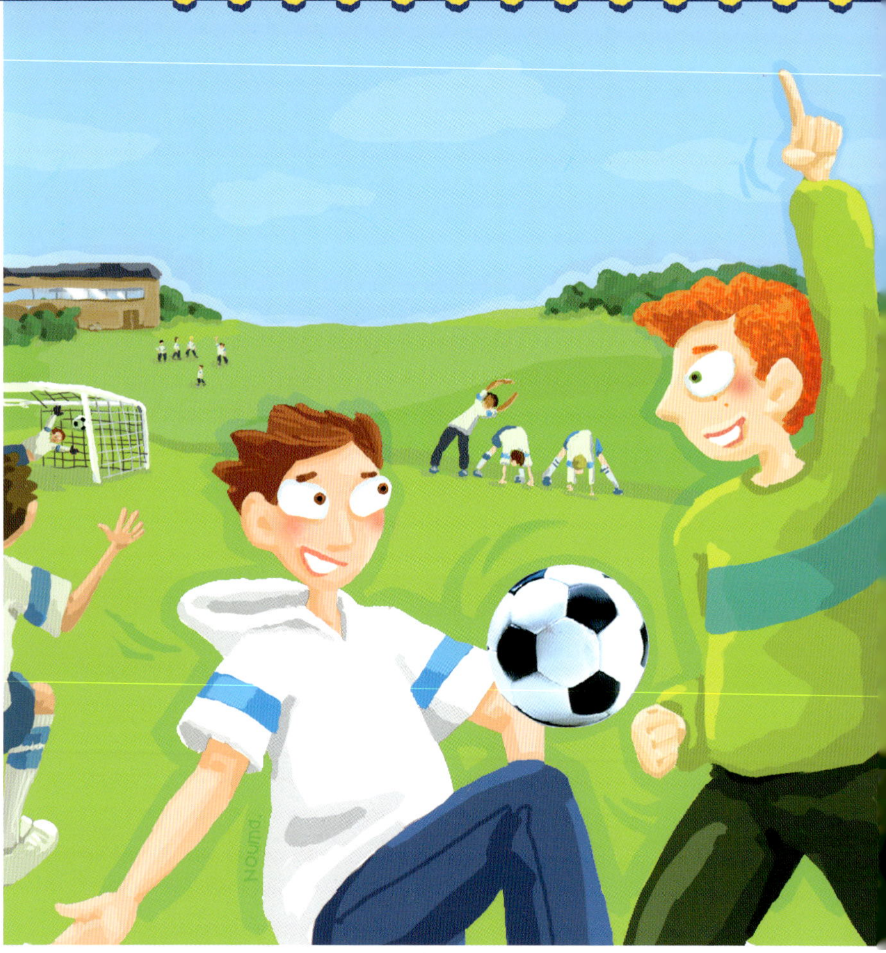

Depuis, Enzo, très motivé, suit toutes les recommandations du docteur Dubois. Il retourne le voir régulièrement et est fier de constater, avec lui, que les “accidents” sont moins fréquents et les draps moins mouillés. Mais il fait quand même toujours pipi au lit de temps en temps...

Grâce aux renseignements fournis par le calendrier mictionnel, le docteur Dubois a pu définir les traitements nécessaires pour Enzo. Cela a pris plusieurs mois mais finalement, Enzo, bien content, contrôle enfin son énurésie. Et c'est en toute tranquillité qu'il part faire son stage de foot avec Victor. Durant celui-ci, il lui dit :

“ Tu sais Victor, c'est grâce à toi que je suis là aujourd'hui. Quand je t'ai dit mon problème, tu m'as encouragé à retourner voir un docteur et tu as gardé mon secret. Depuis, cela va beaucoup mieux et le docteur Dubois pense que, bientôt, je n'aurai même plus besoin de traitement pour mon ENPI ! J'ai vraiment de la chance d'avoir un ami comme toi ! ”